Dieta Alcalina

Una guía completa para equilibrar el PH de su cuerpo, mejorar su salud y bienestar con alimentos alcalinos

(Alimentos alcalinos que debes incluir en tu dieta diaria)

I0135112

Raimundo Ordoñez

TABLA DE CONTENIDOS

Capítulo Uno

La dieta alcalina (también conocida como la dieta de la ceniza alcalina, la dieta ácido alcalina, la dieta de la ceniza ácida y la dieta alcalino ácida) describe un grupo de dietas vagamente relacionadas, basadas en la idea errónea de que diferentes tipos de alimentos pueden tener un efecto sobre el balance del pH del cuerpo. Nace a partir de la hipótesis de la ceniza ácida, que se relaciona principalmente con la investigación de la osteoporosis. Los defensores de esta dieta creen que ciertos alimentos afectan la acidez (pH) del cuerpo y que, por lo tanto, un cambio en el pH puede usarse para tratar o prevenir enfermedades. Laboratorios confiables han realizado extensas investigaciones sobre este tema demostrando que la teoría es falsa, declarando que no respaldan esta dieta. En base a esta evidencia conclusiva, no es recomendado por nutricionistas u otros profesionales de la salud, aunque algunos han notado que comer alimentos no procesados, como esta dieta recomienda, puede otorgar beneficios a la salud no relacionados con el pH corporal.

Estas dietas son promovidas por profesionales de la medicina alternativa, quienes creen que dichas dietas tratan o previenen el cáncer, las enfermedades cardíacas, los bajos niveles de energía y otras enfermedades. La sangre humana se mantiene entre pH 7,35 y 7,45 con mecanismos de homeostasis ácido-base. Los niveles por encima de 7,45 se conocen como alcalosis y los niveles por debajo de 7,35 como acidosis. Ambos son potencialmente dañinos. La idea de que estas dietas pueden afectar el pH de la sangre para el tratamiento de una variedad de enfermedades no está respaldada por investigaciones científicas y hace suposiciones incorrectas sobre cómo funcionan las dietas alcalinas que son contrarias a la psicología humana.

Si bien las dietas que evitan la carne, las aves, el queso y los cereales se pueden usar para hacer que la orina sea más alcalina (pH más alto), la dificultad para predecir de manera efectiva los efectos de estas dietas ha hecho que se prefieran los medicamentos, en lugar de la modificación de la dieta para cambiar el pH de la orina. La hipótesis de la "ceniza ácida" alguna vez se pensó un factor de riesgo para la osteoporosis, aunque la evidencia científica actual no respalda esta hipótesis.

Mecanismo Propuesto

Según la hipótesis tradicional de la ceniza ácida que subyace en esta dieta, la carne, las aves, el queso, el pescado, los huevos y los cereales producen ceniza ácida. La ceniza alcalina es producida por frutas y vegetales, excepto arándanos, ciruelas pasas y ciruelas. Dado que se denominan cenizas ácidas o alcalinas al residuo que queda en la combustión de los alimentos, en lugar de la acidez de los mismos, los alimentos como las frutas cítricas que generalmente se consideran ácidos en realidad se consideran alcalinos en esta dieta.

Los defensores proponen que, dado que el pH normal de la sangre es ligeramente alcalino, el objetivo de la dieta debe ser reflejar esto, es decir, consumiendo alimentos que también produzca alcalinidad. Estos defensores proponen que las dietas altas en acidificantes eventualmente volverán ácido el organismo y por lo tanto fomentarán la enfermedad. Este mecanismo propuesto, en el que la dieta puede cambiar significativamente la acidez de la sangre, va en contra de "todo lo que sabemos sobre la química del cuerpo humano" y ha sido llamado "mito" en un comunicado del Instituto Americano para la Investigación del Cáncer porque es "virtualmente imposible" crear un ambiente menos ácido en el cuerpo. Si bien una dieta alcalina selectiva puede cambiar el nivel de pH en la orina, no se ha demostrado que provoque un cambio sostenido en los niveles de pH de la sangre ni que brinde los beneficios clínicos que afirman sus defensores. Debido a los mecanismos reguladores naturales del cuerpo, que no requieren una dieta especial para funcionar, llevar una dieta alcalina puede, como mucho, cambiar el pH de la sangre de forma mínima y transitoria.

Una propuesta similar de quienes defienden esta dieta sugiere que el cáncer crece en un ambiente ácido y que una dieta alcalina adecuada cambia el ambiente del cuerpo para tratar el cáncer. Sin embargo, contrariamente a la premisa de la propuesta, es el rápido crecimiento de las células cancerosas lo que crea un ambiente ácido asociado con el cáncer; el ambiente ácido no crea cáncer. Los planes dietéticos "extremos" como esta dieta tienen más riesgos que beneficios para los pacientes con cáncer.

Historia

El papel de la dieta y su influencia en la acidez de la orina se ha estudiado durante décadas, ya que los fisiólogos han estudiado el papel de los riñones en los mecanismos reguladores del cuerpo para controlar la acidez de los fluidos corporales. El biólogo francés Claude Bernard proporcionó la observación clásica de este efecto cuando descubrió que cambiar la dieta de los conejos de una herbívora (principalmente vegetal) a una carnívora (principalmente carne) cambiaba la orina de más alcalina a más ácida. Estimuladas por estas observaciones, las investigaciones posteriores se centraron en las propiedades químicas y la acidez de los restos de alimentos quemados en una bomba calorimétrica, descritos como cenizas. La "hipótesis de la ceniza dietética" proponía que estos alimentos, cuando se metabolizaban, dejarían una "ceniza ácida" o "ceniza alcalina" en el cuerpo similares a las que se oxidan en la combustión.

Los nutricionistas comenzaron a refinar esta hipótesis a principios del siglo XX, enfatizando el papel de las partículas cargadas negativamente (aniones) y las cargadas positivamente (cationes) en los alimentos. Se suponía que las dietas altas en cloruros, fosfatos y sulfatos (aniones) formaban ácido, mientras que las dietas altas en potasio, calcio y magnesio (cationes) se suponía que alcalinizaban. Otras investigaciones mostraron que alimentos específicos, como los arándanos, las ciruelas pasas y las ciruelas, tenían efectos inusuales en el pH de la orina. Si bien estos alimentos proporcionaron una ceniza alcalina en el laboratorio, contienen un ácido orgánico débil, el ácido hipúrico, que hizo que la orina se volviera más ácida.

Usos Históricos

Históricamente, la aplicación médica de esta dieta se ha centrado en gran medida en la prevención de la recurrencia de cálculos renales, así como en la prevención de infecciones recurrentes del tracto urinario, confiando en la capacidad reconocida de esta dieta para afectar el pH urinario. Hace años, esta dieta se usaba para ajustar la acidez del ambiente urinario en el que se formaban los cálculos e, hipotéticamente, podría ayudar a prevenir la formación de cálculos o el desarrollo de infecciones urinarias. Sin embargo, los métodos analíticos que intentaron calcular los efectos de los alimentos sobre el pH urinario no eran precisos excepto en términos muy generales, lo que dificultaba el uso efectivo de esta dieta. Es por esto que el tratamiento elegido a la hora de modificar el pH de la orina son los medicamentos, que trabajan de manera más confiable, en lugar de la modificación de la dieta. Si bien ha habido mejoras recientes en el reconocimiento de diferentes variables que pueden afectar la excreción de ácido en la orina, el nivel de detalle necesario para predecir el pH urinario basado en la dieta aún es desalentador. Los cálculos precisos requieren un conocimiento muy detallado de los componentes nutricionales de cada comida, así como la tasa de absorción de nutrientes, que puede variar sustancialmente de un individuo a otro, lo que hace que la estimación efectiva del pH de la orina no sea factible actualmente.

La Dieta

Los alimentos afectan el pH de la orina, pero no el de la sangre.

Es fundamental para la salud que el pH sanguíneo permanezca constante.

Si se saliera del rango normal, sus células dejarían de funcionar y moriría muy rapidamente si no se trata de la manera correcta.

Por esta razón, el cuerpo tiene muchas formas efectivas de controlar el balance del pH. Esto se conoce como homeostasis ácido-base.

De hecho, es casi imposible que los alimentos puedan cambiar el valor del pH de la sangre en personas sanas, aunque pueden ocurrir pequeñas fluctuaciones dentro del rango normal.

Sin embargo, los alimentos pueden cambiar el valor de pH de la orina — aunque el efecto es algo variable.

La excreción de ácidos a través de la orina es una de las principales maneras como el cuerpo regula el pH de la sangre.

Si se come un bistec grande, la orina será más ácida varias horas más tarde, ya que el cuerpo elimina los desechos metabólicos de su sistema.

Por lo tanto, el pH de la orina es un indicador del pH general del cuerpo y de la salud en general. También puede verse influenciado por otros factores además de su dieta.

Alimentos Acidulantes y Osteoporosis

La osteoporosis es una enfermedad ósea progresiva caracterizada por una disminución en el contenido mineral óseo.

Es particularmente común entre las mujeres posmenopáusicas y puede aumentar drásticamente el riesgo de fracturas.

Muchos defensores de la dieta alcalina creen que para mantener un pH constante en la sangre, el cuerpo toma minerales alcalinos, como el calcio de los huesos, para amortiguar los ácidos de los alimentos que se ingieren.

De acuerdo con esta teoría, las dietas ácidificantes, como la dieta occidental estándar, causarán una pérdida en la densidad mineral ósea. Esta teoría se conoce como la "hipótesis de la ceniza ácida en la osteoporosis".

Sin embargo, esta teoría ignora la función de los riñones, que son fundamentales para eliminar los ácidos y regular el pH del cuerpo.

Los riñones producen iones de bicarbonato que neutralizan los ácidos en la sangre, lo que permite al cuerpo controlar de cerca el pH de la sangre.

El sistema respiratorio también está involucrado en el control de la presión arterial. Cuando los iones de bicarbonato de los riñones se unen a los ácidos en su sangre, forman dióxido de carbono, que se exhala, y agua, que se orina.

La hipótesis de la ceniza ácida también ignora uno de los principales impulsores de la osteoporosis — la pérdida del colágeno de los huesos.

Irónicamente, esta pérdida de colágeno está fuertemente relacionada con los bajos niveles de dos ácidos — el ácido ortosilícico y el ácido ascórbico, o vitamina C — en la dieta.

Teniendo en cuenta que la evidencia científica que relaciona el ácido dietético con la densidad ósea o el riesgo de fracturas es mixta. Si bien muchos estudios observacionales no han encontrado asociación, otros han detectado un vínculo significativo.

Los ensayos clínicos, que tienden a ser más precisos, han concluido que las dietas acidificantes no tienen impacto en los niveles de calcio en su cuerpo.

En todo caso, estas dietas mejoran la salud ósea al aumentar la retención de calcio y activar la hormona IGF-1, que estimula la reparación de los músculos y los huesos.

Como tal, una dieta acidificante rica en proteínasprobablemente esté relacionada con una mejor salud ósea — no peor.

Guía Completa de Alimentos para la Dieta Alcalina

Bien, quizás no hemos llegado aun a la sección más importante de nuestro libro sobre la dieta alcalina. En este capítulo se detallarán qué alimentos se pueden consumir y cuáles se deben evitar mientras se siga esta forma de nutrición. También se explica cómo manejar las comidas con amigos y para adaptarlas a la dieta, así como a utilizar los suplementos nutricionales a favor. Finalmente, también hay una sugerencia de plan de comidas para poder hacerce la idea de cómo es un día en la dieta alcalina.

La Escala PRAL

Aunque no se trata de un trabalenguas, la escala PRAL es extremadamente útil en la dieta alcalina. PRAL marca el nivel de alcalinidad o acidez que tiene un alimento en particular. Eso significa que no solo clasificamos los alimentos como alcalinos o ácidos, sino que verificamos la calificación PRAL y vemos si es alcalinizante o ácido y en qué medida.

PRAL mide la alcalinidad o acidez de los alimentos en función del nivel de proteínas, minerales y fósforo que deja después de ser metabolizado en nuestro cuerpo. Si deja trazas de magnesio, calcio y potasio, se considera que promueve la alcalinidad, mientras que al dejar ácido fosfórico y sulfúrico significa que se considera un acidificante.

Con esto en mente, conozcamos los alimentos que se deben comer y evitar en una dieta alcalina.

Alimentos que se Deben Comer

En resumen, los alimentos que se consideran más alcalinos en la escala PRAL son los vegetales y frutas, así como varias semillas y nueces. Esta es la lista de alimentos necesarios para esta dieta.

Hojas de Remolacha

Las hojas de remolacha son el alimento más alcalino del mundo , según la escala PRAL. Puede que no sean muy populares en nuestra dieta actual, pero se debe comenzar a agregarlas a salteados, batidos, ensaladas o sopas. Pueden reemplazar a cualquier otro vegetal, pero cuidado, su sabor es un poco amargo, lo que en realidad es bueno porque ayuda a estimular la producción de bilis y esto ayuda a digerir mejor las grasas.

Espinacas

La espinaca es extremadamente rica en calcio, lo que la convierte en un ingrediente excelente que ayuda a la salud de los huesos. Aparte de eso, tiene una gran cantidad de jugos depurativos que ayudan al organismo a desintoxicarse y, por lo tanto, pueden ayudar a prevenir el cáncer. La buena noticia es que hay muchas maneras de ser creativo al preparar espinacas y es el ingrediente perfecto para batidos.

Col Rizada

Sé que los amantes de la carne pueden poner los ojos en blanco ahora, pero la col rizada es la nueva carne. Es rica en calcio, hierro y vitamina K, y puede ayudar a prevenir el cáncer. Aparte de eso, su sabor suave la hace perfecta para cualquier receta. Bien sea que se use en una ensalada, salteado o sopa, la col rizada ofrece un impulso fantástico a la alcalinidad.

Acelgas

Creo que se han dado cuenta de que hasta ahora solo se han enumerado los vegetales de hoja verde. Así es; son los alimentos más alcalinos del mundo y, como tales, deben ser el ingrediente integral de su nueva forma de nutrición.

En cuanto a la acelga, es increíblemente rica en vitaminas, especialmente en vitamina K, la cual ya se mencionó que es importante en la prevención del cáncer. Aparte de eso, tiene proteína vegetal y fósforo, pero esto no la convierte en un alimento ácido. La razón de esto es que hay muchos más minerales alcalinizantes en la acelga. Si aún no lo ha hecho, puede intentar usar acelgas en lugar de una tortilla en cualquier receta.

Plátanos/Bananas/Cambures

Se sabe que los plátanos son ricos en fibra, la cual es esencial para el sistema digestivo y para desintoxicar el tracto gastrointestinal. Sí, los plátanos también son ricos en fructosa (azúcar de la fruta), por lo que las personas que tienen problemas de sobrepeso los evitan. Sin embargo, los plátanos siempre serán una opción mucho mejor que, por ejemplo, una barra de granola u otro alimento que promueva la acidez.

Batatas/Boniato

Sweet potatoes are highly alkaline foods, but they are also rich in starch, which means that you need to consume them in moderation. Their PRAL score makes them an alkaline food, and they can provide your body with a boost of minerals, vitamins, and fiber. The fact that they are rich in fiber means that they don't impact the sugar levels in your blood too much because it's fiber that assists in slowly releasing the sugar into the bloodstream. That means that sweet potatoes are great when you are looking for an energy boost, but make sure to keep it moderate.

Las batatas son alimentos altamente alcalinos, pero también son ricos en almidón, por lo que hay que consumirlas con moderación. La escala PRAL las ubica como alimentos alcalinos que también pueden proporcionar al cuerpo una inyección de minerales, vitaminas y fibra. Su alto contenido de fibra significa que no afectan demasiado los niveles de azúcar en la sangre porque es precisamente la fibra la que ayuda a liberar lentamente el azúcar en el torrente sanguíneo. Eso significa que las batatas son excelentes cuando se busca un impulso de energía, pero debe mantenerse moderado.

Celeri/Apio/Apio España

El celeri es esencial para la dieta alcalina debido a sus propiedades depurativas. La gran cantidad de agua que contiene ayuda al organismo a desintoxicarse rápidamente. Aparte de eso, es un ingrediente increíble para cualquier dieta debido al índice negativo de calorías. Eso significa que las calorías que se gastan masticando y digiriendo son más altas que la cantidad de calorías contenidas en el apio.

Zanahorias

Es posible que de niño tus padres te hayan dicho que comieras zanahoria porque te ayudaría con la vista. Eso es cierto, porque las zanahorias son ricas en vitamina A. Aunque parezca increible, solo una taza de zanahorias contiene tres veces la cantidad diaria recomendada de betacaroteno, que es una forma de vitamina A. Además de ayudar con la vista, también promueve la salud de la piel, haciendola lucir más joven y puede desempeñar un papel en la prevención del cáncer.

Kiwi

El kiwi es alimento rico en minerales, vitaminas y antioxidantes. De alguna manera, las naranjas son famosas por la cantidad de vitamina C que contienen, pero la verdad es que el contenido de vitamina C en el kiwi es muy superior al de la naranja. Además, la fibra que contiene ayuda con la digestión y el potasio ayudará con el buen funcionamiento de los músculos.

Coliflor

Las mujeres con elevados niveles de estrógeno deben consumir coliflor porque les ayuda a reequilibrar las hormonas. Lo que se logra a través del Indole-3-Carbinol, que es un nutriente coadyuvante en la regulación de los niveles de estrógeno en el organismo. Los alimentos estrogénicos (soja), los anticonceptivos orales que ha estado bebiendo o incluso los productos químicos que se encuentran cerca (plásticos, por ejemplo) pueden elevar los niveles de estrógenos. Los niveles altos de estrógeno pueden generar sobrepeso, así como causar hinchazón e incluso infertilidad y cánceres reproductivos. El coliflor puede ayudar significativamente a regular los niveles de estrógeno.

Cerezas

Otra fruta en nuestra lista de alimentos alcalinizantes es la cereza. Contiene una plétora de antioxidantes que pueden ayudar a proteger contra el cáncer. Aparte de eso, se relacionan con la protección de la salud cardiovascular y pueden desempeñar un papel activo en el alivio del dolor relacionado con la artritis y las articulaciones. Las cerezas son una excelente adición a los batidos, pero también puedes consumirlas como bocadillo.

Berenjena

La berenjena aporta algunos fitonutrientes saludables al organismo, como el ácido clorogénico. Aunque se llama ácido, en realidad ayuda con el metabolismo y la digestión porque es un compuesto vegetal. La berenjena es una excelente adición a las ensaladas, y también puede consumirse horneada.

Peras

Las peras se encuentran entre las frutas con un bajo contenido de azúcar, lo que las convierte en una excelente opción incluso para quienes tienen problemas con los niveles desequilibrados de azúcar en la sangre. También posee un alto contenido de fibra y vitamina C, que desempeña un papel integral en la protección contra el cáncer.

Avellanas

Las avellanas son uno de los raros frutos secos que tienen un efecto alcalinizante. Son un fantástico sustituto de los cacahuetes altamente ácidos y la elección correcta para un refrigerio.

Piña/Ananás

Aunque parezca mentira, se puede encontrar piña en algunos de los suplementos nutricionales, lo que debería bastar para notar su efecto positivo en el cuerpo. La razón de esto es la bromelina, una enzima digestiva que mata los parásitos intestinales y estimula la digestión.

Calabacín/Zapallito

El calabacín es necesario en una dieta alcalina debido a la luteína, que es un antioxidante de la misma categoría que el betacaroteno. Lo que significa que juega un papel importante en mantener su vista sin obstáculos. El calabacín también es un ingrediente básico de varias dietas bajas en carbohidratos y puede ser una gran alternativa a la pasta.

Fresas/Frutillas

El sistema inmunitario se beneficia principalmente de la vitamina C que se encuentra en las fresas. Aparte de eso, contienen manganeso que ayuda al metabolismo. Las fresas son un complemento perfecto para los batidos y se pueden usar en varios postres.

Manzanas

Una manzana diaria mantiene alejado al médico. Si bien el dicho puede no ser del todo correcto, las manzanas siguen siendo extremadamente saludables para el cuerpo. Son una rica fuente de vitamina C y antioxidantes llamados flavonoides, que estimulan el sistema inmunológico y ayudan a prevenir el cáncer. Aparte de eso, tienen una alta cantidad de fibra que nuestro cuerpo utiliza para desintoxicarse.

Las manzanas también son esenciales para quien desea mantener sus niveles de colesterol y presión arterial en orden. El usar vinagre de sidra de manzana, también tiene ventajas, como el ácido acético (un nutriente, a pesar de su nombre) que tiene beneficios antivirales y antibacterianos.

Sandía/Patilla

La sandía aporta al organismo potasio y otros electrólitos necesarios para la salud cardiovascular. También ayuda a hidratar nuestro cuerpo porque contiene una gran cantidad de agua (como su nombre en inglés indica). Se puede ser creativo y preparar un batido de sandía, o se puede comer esta fruta como refrigerio.

Uvas Pasas

Cuando se tiene un antojo de azúcar, las pasas pueden resolverlo. Están llenas de antioxidantes, y algunos estudios incluso indican que pueden regular la presión arterial.

Ajo

Hay quien afirma que el ajo es un alimento milagroso, y se puede decir que no se equivocan. Ya que estimula los sistemas cardiovascular e inmunológico, limpia el hígado y regula la presión arterial.

Limón

Al igual que la naranja, el limón es famoso por combatir la gripe y los resfriados. Estas historias son completamente acertadas ya que los limones realmente pueden combatir los virus en el organismo. Además, también cura heridas, energiza el hígado y ayuda al cuerpo a desintoxicarse.

Pimientos de Cayena

Los pimientos de cayena tienen una gran cantidad de vitamina A, así como otros beneficios antibacterianos, que son importantes para combatir el estrés y diversas enfermedades. Además, ayudan al correcto funcionamiento del sistema endocrino del cuerpo.

No hay mucho consenso cuando se trata de la dieta alcalina. La comida en base a la cual gira este sistema de nutrición son las frutas y vegetales. Aunque se enumeran algunos de ellos que tienen valores alcalinos más altos, también se pueden consumir otros vegetales.

Agua

Existe un debate en curso sobre si el agua alcalina es verdaderamente útil o sólo es un placebo. Tiene un nivel de alcalinidad más alto que el agua del grifo o las opciones embotelladas, pero aún no se han confirmado las ventajas para la salud. De cualquier manera, el agua es la bebida preferida cuando se sigue una dieta alcalina, ya sea alcalina o pura. El agua con gas no es una gran idea y dirigirse al grifo siempre es la mejor opción.

Consejo: si desea saborizar el agua, no dude en agregar un poco de jugo de limón.

Alimentos que se deben Limitar

Now that we've learned what should be our priority when on an alkaline diet, let's take a look at what food we should limit or completely avoid if we want to stick to this way of nutrition. All of the foods listed in this section have high acidic value. That usually means that you don't have to avoid them always and at all cost, but keep in mind the 80:20 ratio we mentioned in the chapter overviewing the alkaline diet.

Como ya sabemos cuál debe ser la prioridad para la dieta alcalina, ahora veamos cuales alimentos se deben limitar o evitar por completo si se quiere continuar en esta forma de nutrición. Todos los alimentos mencionados en esta sección tienen un alto valor ácido. Por lo general, eso significa que no hay que evitarlos siempre y a toda costa, pero se debe tener en cuenta la proporción de 80:20 mencionada en el capítulo que describe la dieta alcalina.

Frutas y Vegetales

Sí, hay algunas frutas y verduras con un alto valor ácido, y es por eso que no es recomendable comerlas cuando se está en una dieta alcalina. En cuanto a las frutas, se debe limitar los arándanos, las grosellas y las zarzamoras. Lo mismo ocurre con las frutas en conserva y enlatadas que deben evitarse por completo porque, en la mayoría de los casos, tienen conservantes y edulcorantes artificiales agregados. Otra cosa a tener en cuenta es que los jugos de frutas procesados también son muy ácidos.

Cuando se trata de verduras, hay que saber que las lentejas, las aceitunas, la calabaza de invierno y el maíz tienen un alto valor ácido. Todavía tienen algunos nutrientes y fibra, pero se debe limitar bastante su uso en este plan de nutrición.

Lácteos

Malas noticias para todos los chicos y chicas amantes de los lácteos – su uso debe restringirse en una dieta alcalina. Puede que se pregunte por qué es así, ya que son ricos en calcio, pero la verdad es que el valor ácido supera los beneficios que obtenemos.

Desafortunadamente, no hay diferencia si se eligen versiones de productos lácteos bajos en grasa. Lo único correcto es limitar severamente productos como varios quesos, yogur, leche y mantequilla en la dieta. Lo mismo ocurre con los huevos, especialmente con las yemas, que también tienen un alto valor ácido.

Harinas

Lo que pasa con las harinas es que hornearlas y procesarlas destruye los beneficios que se pueden obtener de ellas y las convierte en productos que son demasiado ácidos. Además tienen una cantidad insuficiente de nutrientes y fibra para ofrecer y eso es suficiente para mantenerse alejado de estos productos.

Las harinas que deben limitarse incluyen pan blanco, pasta, donas. bagels, pasteles, bizcochos, galletas saladas y arroz blanco.

Carnes

Aunque la carne puede ser una fuente importante de proteínas, hay una cosa a tener en cuenta – una vez que la proteína se metaboliza, se considera ácida. La razón de esto radica en las purinas, el compuesto que forma el ácido úrico. Eso no solo tiene un efecto acidificante en los niveles internos de pH, sino que también puede extenderse a las articulaciones y tejidos y causar problemas como cálculos renales y gota.

Eso no significa que se deba evitar la carne a toda costa. Con la balanza 80:20 inclinada a favor de los alimentos muy alcalinos, si se eligen siempre carnes de corral y ecológicas por su mayor cantidad de nutrientes de vez en cuando se puede consumir.

Nueces y Aceites

Si se busca una fuente de proteínas para incluir en esta dieta, los frutos secos son una opción mucho mejor que la carne y otros productos de origen animal. La razón radica en que no son tan ácidos como la carne una vez metabolizados. Sin embargo, la mayoría de ellos (excepto las avellanas) todavía tienen un efecto acidificante, lo que significa que debe comerse con moderación.

En cuanto a los aceites, los de canola y semillas de girasol, al igual que otros aceites vegetales, tienen un índice de acidez moderadamente alto. Eso tampoco significa que deba evitarlos por completo, pero su uso debe ser moderado.

Azúcar Refinado

Aqui está un elemento que es un gran NO-NO en la dieta alcalina (y en cualquier otro plan de nutrición saludable). El azúcar procesada es extremadamente ácida y es una de las razones principales por las que las personas siempre tienen niveles elevados de pH interno en primer lugar. El cuerpo necesita un esfuerzo extra para neutralizar el efecto acidificante del azúcar procesada, y no hay razón para someterlo a ese problema.

Deben evitarse por completo los panecillos, las gaseosas, los dulces, los pasteles y otros alimentos que se consideren "de ocio".

Café

Los consumidores de café se sentirán decepcionados con este elemento de la lista. Todas las formas de café son demasiado ácidas, pero si realmente necesita permitirse una o dos tazas ocasionales, asegúrese de que sea algo como el agua descafeinada suiza, que tiene una acidez general más baja.

Alcohol

Sin importar la cantidad de calorías que tenga, el alcohol está estrictamente prohibido en una dieta alcalina porque es demasiado ácido. Robará minerales esenciales como el magnesio y también puede causar dolores de estómago si se es sensible a los alimentos demasiado ácidos.

A continuación otros consejos a tomar en cuenta cuando se trata de alimentos para limitar y evitar durante la dieta alcalina:

- Se deben evitar los conservantes de alimentos, así como también los edulcorantes y colorantes artificiales. Está prohibido cualquier alimento que contenga estos ingredientes ya que se consideran extremadamente poco saludables.
- Evitar el uso de antibióticos o medicamentos en absoluto (excepto aquellos recetados por un médico)
- Evite tragar la comida rápidamente. En su lugar, encuentre tiempo para masticarla adecuadamente y así disminuir adicionalmente la acidez del cuerpo.

Guía para Comer Fuera

Aún no he conocido a un ser humano que no disfrute comer fuera de vez en cuando. La razón puede ser el factor social, ya que salir a comer suele significar que nos reuniremos con algunos amigos y pasaremos un rato divertido. Al comenzar la dieta alcalina, es posible que se encuentren ciertos desafíos para mantenerse en el camino correcto al comer fuera. Eso no significa que se deba evitar salir con amigos. Si se toman en cuenta los consejos que se han preparado, no habrá ningún problema para comer en un restaurante y mantener el equilibrio del pH interno.

En primer lugar, se debe investigar un poco antes de salir. Pensando en el futuro se pueden investigar los restaurantes cercanos que se consideran los más saludables. Alternativamente, se pueden revisar los menús en sus sitios web y elegir con anticipación el plato principal que se adapte a un estilo de vida alcalino.

Otra cosa importante a tener en cuenta es que no se debe tener hambre al salir al restaurante. De otra manera, habrá más tentación de probar algunos de los alimentos demasiado ácidos allí. La mejor forma de evitar esto es simplemente tomar un refrigerio ligero antes de salir.

Una vez en el restaurante, pedir una ensalada con vegetales de hoja verde. Eso asegurará dos cosas – aumentará los niveles de alcalinidad y se sentirá lleno antes. No es necesario sentirse obligado de pedir también el plato principal. Se puede elegir dos aperitivos en su lugar. Por ejemplo, luego de terminar la ensalada se puede pedir una sopa de verduras.

Si se pide un plato principal, el salmón podría ser una opción adecuada. Se debe preguntar si el pescado es fresco y si es salvaje o de piscifactoría (mejor la primera opción). Naturalmente, se debe evitar comer cualquier cosa frita, así como los cereales, incluido el pan que el camarero pueda traer a la mesa. Hay que tener en cuenta que los restaurantes a menudo permiten elegir los contornos y esto significa que puede se elegir vegetales o verduras de hoja verde.

En cuanto al postre, lo mejor es omitirlo por completo. La razón radica en que los postres de los restaurantes suelen estar repletos de azúcar refinada y con un alto contenido calórico.

Cuando se trata de bebidas, el té de hierbas y el agua son la mejor alternativa a las bebidas azucaradas, que deben evitarse. Igual que el café, pero si se tiene que tomar, limitarse a una taza.

Aquí hay algunos otros consejos para cuando se sale a comer:

No debe limitarse la comunicación con el mesero. Después de todo, debe ser consciente de que podría obtener una propina generosa si trata de responder a todas las preguntas y cumplir con todas las solicitudes. En caso de que no haya sido más que amable, asegurarse de agradecerle con una propina adecuada.

Siempre puedes pedirsele a uno de los amigos que comparta un plato. Esa es una buena manera de controlar el tamaño de las porciones y comer menos.

Pedir al mesero que traiga los condimentos aparte. Así puede controlarse la cantidad de aderezo en la ensalada y asegurarse de evitar cualquier cosa poco saludable, como la mayonesa.

Se debe masticar con lentitud la comida – tal como en casa, disfrutar de la experiencia comiendo lentamente

Evitar la sal – en la mayoría de los restaurantes; hay sal en la mesa en caso de que se quiera potenciar un poco el sabor del plato. Sin embargo, no suelen ser opciones de sal saludables, por lo que es mejor evitarlas.

Suplementos Nutricionales

Los suplementos nutricionales ayudan a mantener el cuerpo ligeramente alcalinizado, como lo requiere la dieta alcalina. Aunque se estan comiendo una gran cantidad de alimentos saludables, existen algunos suplementos que ayudan a hacer el cuerpo más alcalino.

Vamos a enumerar algunos de los suplementos usados con frecuencia al seguir una dieta alcalina. Sin embargo, puede ser una buena idea consultar con su médico o un profesional de la salud antes de incluirlos en su nutrición.

Polvos Verdes

Estos polvos son una combinación de alga chlorella o espirulina y jugos de trigo, cebada o alfalfa (en muchos casos, una mezcla de todo lo mencionado). Al revisar los ingredientes, se puede tener la sensación de que se beberá algo similar al agua del pantano. Sin embargo, al diluirlos en una taza de agua o incluso en un batido, su sabor puede dar una grata sorpresa.

En cuanto a los beneficios para la salud, potencian la alcalinidad del organismo y, por tanto, aportan un extra de energía y mejoran el sistema inmunológico. Hay variedad de polvos verdes disponibles en el mercado, y seguramente se encontrará el adecuado. Sin embargo, se debe elegir un fabricante confiable que con buenas críticas.

Calcio

Cuando los niveles internos de pH del cuerpo comienzan a inclinarse hacia la acidez, el organismo comienza a extraer minerales de todas partes, incluidos los huesos. Si los huesos sufren pérdidas regulares de calcio, se vuelven vulnerables. El calcio es uno de los minerales cuyos suplementos pueden ser valiosos para la estructura y densidad ósea. En cuanto a la ingesta diaria, varía de una persona a otra, pero la cantidad diaria recomendada está entre 800 a 1500 mg.

Magnesio

En el caso de la acidez, así como ataca los huesos también ataca a los músculos. La única diferencia es que el magnesio mantiene la masa muscular y la fuerza. Se crea o no, la investigación muestra que 3 de cada 4 personas sufren de falta de magnesio. Si se sufres a menudo de tensión muscular o dolores de cabeza, la causa puede estar en el magnesio. El uso de suplementos minerales podría ser útil. La ingesta diaria recomendada es entre 400 y 800 mg.

Polvos y Gotas de pH

Aparte de los suplementos clásicos, existen fórmulas especialmente diseñadas cuyo objetivo es ayudar al balance de los niveles internos de pH. Se comercializan con el nombre de "polvos de pH" o "gotas de pH" o similares. Estos polvos y gotas suelen tener una solución de peróxido de hidrógeno o dióxido de cloro, que tienen la capacidad de liberar oxígeno en el organismo y así permiten restablecer los niveles de pH ideales. Además, estos suplementos también pueden contener minerales, como calcio, magnesio y potasio.

El problema es que la calidad varía mucho según el fabricante o los ingredientes. Al elegir polvos o gotas de pH, se debe realizar una investigación sobre el fabricante y leer las etiquetas cuidadosamente.

Con esto concluye la lista de suplementos recomendados para

su uso durante la dieta alcalina. Una vez más recordamos que no se debe empezar a tomar ningún suplemento nuevo sin antes consultar con un profesional de la salud.

www.ingramcontent.com/pod-product-compliance
Lightning Source LLC
Chambersburg PA
CBHW060719030426
42337CB00017B/2929